AF494148

DE L'ÉPREUVE GALVANIQUE

OU

BIOSCOPIE ÉLECTRIQUE

DE L'ÉPREUVE GALVANIQUE

OU

BIOSCOPIE ÉLECTRIQUE

PROCÉDÉ POUR RECONNAITRE IMMÉDIATEMENT
LA VIE OU LA MORT

dans les cas douteux : léthargie, syncope, apoplexie,
asphyxie par le charbon, l'eau, le froid, etc. Secours utile
dans la mort apparente. Moyen infaillible d'éviter

LES INHUMATIONS PRÉMATURÉES

Par le Dr CRIMOTEL,

de la Faculté de Paris,
Membre correspondant des Académies de Reims et de Munich,
Médecin de l'Assistance publique,
Auteur d'un *Traité sur le Choléra*, etc

PARIS

CHEZ L'AUTEUR, RUE DES FEUILLANTINES, 90,

et chez J.-B. BAILLIÈRE et fils, libraires de l'Académie
impériale de médecine,

RUE HAUTEFEUILLE, 19.

1866

BIOSCOPIE ÉLECTRIQUE

AVANT-PROPOS.

« J'ai acquis la conviction, par des faits incontestables que les victimes des inhumations prématurées sont beaucoup plus nombreuses qu'on ne le pense communément. »

(S. E. le Cardinal Donnet, *Discours au Sénat, le* 27 *février* 1866.)

« On enterre chaque jour des individus qu'avec plus de persévérance on aurait rendus à la vie. (Dr Londe, *de l'Acad. de médecine.*)

« Les secours aux asphyxiés doivent toujours être continués plusieurs heures de suite. On a des exemples de rappel à la vie après des tentatives qui avaient duré 6 heures et plus. Dans l'asphyxie par le froid, on n'obtient souvent ce résultat qu'après 12 ou 15 heures de mort apparente.

(*Instructions du Conseil de salubrité de la Seine, du* 19 *avril* 1850.)

Très fréquemment, on prodigue des secours à des noyés ou des asphyxiés qui sont déjà morts. Avec le procédé du Dr Crimotel, on éviterait ces soins inutiles.

(*Rapport de la Commission du même conseil*, 1855)

« *Plus souvent encore*, on néglige ceux qu'on aurait pu rappeler à la vie, car le médecin le plus habile, le plus exercé, peut s'y tromper. Croyant à la mort, il se retire, après une tentative infructueuse de quelques minutes. Si l'épreuve bioscopique lui apprenait qu'il a affaire à un vivant, il prodiguerait ses soins avec ardeur et sans relâche tout le temps nécessaire. » (*L'auteur.*)

Le titre de ce travail, ainsi que les lignes qu'on vient de lire, indique l'importance capitale de la question qui en fait l'objet, au double point de vue de l'humanité et de la science. J'ai, le premier, donné le nom de *Bioscopie électrique* (de βιοσ, vie, vitalité, σκοπεω, j'explore, je recherche, je découvre), à un procédé qui permet, à l'aide de l'électricité, de reconnaître immédiatement la vie ou la mort dans les cas douteux. On se sert pour cela d'un appareil d'induction que j'appelle *Bioscope électrique*, petit instrument que j'ai cherché à rendre léger, commode, très-peu coûteux et aussi portatif qu'un petit volume in-18 : c'est ainsi que le procédé que je propose est devenu réalisable et très-pratique, c'est-à-dire, simple, facile et prompt. De plus, il est absolument inoffensif, puisque l'expérience se fait sans douleur, à la surface de la peau, et sans même intéresser l'épiderme.

L'Épreuve Electro-bioscopique consiste à mettre en jeu la propriété qu'ont les muscles de se contracter sous l'influence des courants électriques. Cette propriété, que les physiologistes désignent sous le nom de *contractilité électro-musculaire*, existe chez tous les animaux et chez l'homme, aussi bien dans la maladie que dans l'état de santé. Elle existe également, et sans exception aucune, dans la léthargie, l'apoplexie, la syncope et tous les genres d'asphyxie ou d'empoisonnement, tant que l'individu est vivant. Lorsque, au contraire, on ne la rencontre pas, lorsqu'elle est éteinte, on peut affirmer d'une manière certaine et indubitable que la mort a lieu.

Toutefois, l'extinction de la contractilité n'est pas complète aussitôt la mort; mais à partir de ce moment, sa diminution sensible et graduelle n'indique plus qu'un reste de vitalité, qui s'affaiblit peu à peu. Enfin, après un espace de temps qui, chez l'homme et selon les circonstances, varie, *comme je suis arrivé à l'établir*, entre une demi-heure et deux heures quelques minutes, et jamais trois heures, toute contractilité a disparu ; de sorte que l'épreuve appliquée sur la peau, comme toujours ne donne plus de mouvements ni de contractions appréciables : elle devient tout-à-fait négative.

Cette intéressante question est, de ma part depuis plus de seize ans, l'objet de constantes recherches et de nombreuses expériences. Soumise au Conseil de salubrité de la Seine, en 1852, mais alors beaucoup moins bien étudiée qu'aujourd'hui, puis à l'Académie de Munich, enfin à l'Académie impériale de Reims, en 1864, elle a déjà été l'objet de trois rapports favorables. « *Le docteur Crimotel, disait* » *le Rapport du Conseil de salubrité en* 1853, *a* » *rendu un véritable service à la science... Il y a* » *lieu d'appeler l'attention de M. le Préfet sur ses*

» *recherches et ses travaux... Son œuvre est réel-*
» *lement utile; un jour viendra où, plus répandu,*
» *d'une application plus générale, le moyen proposé*
» *aura tout son effet.* »

Ce jour me paraît enfin arrivé; car la suite de ce mémoire démontrera que les motifs d'ajournement, invoqués il y a treize ans, n'ont plus actuellement de raison d'être, grâce aux améliorations que ces paroles encourageantes m'ont fait apporter à l'appareil et aux procédés d'application.

L'autorité supérieure est, depuis longtemps, à la recherche d'un moyen qui éloigne à tout jamais l'horrible et épouvantable perspective des *Inhumations prématurées*. Le Sénat, dans la séance du 27 février dernier, lui a exprimé et renouvelé ses craintes et ses désirs à cet égard. Mais, il faut le reconnaître, tout ce qui jusqu'à présent a été proposé par la science ou par voie de pétition, est sinon impossible, du moins difficile, incertain et réellement impraticable. Je me plais à espérer que, si elle daigne la mettre à l'étude, l'autorité ne portera pas le même jugement sur la nouvelle épreuve que je lui soumets.

Elle reconnaîtra que cette épreuve, simple, facile et toujours inoffensive, tranche d'une manière décisive la question de vie ou de mort; qu'elle ne change absolument rien aux usages de notre pays, et aux derniers honneurs dont on entoure ceux qui nous ont été chers; que sans prolonger les délais d'inhumation, elle permet de les abréger en toute sécurité, lorsque la santé publique ou celle de la famille l'exige, en temps d'épidémie.

Elle verra que l'Électro bioscopie a été au-devant de ses désirs et qu'elle a même dépassé ses espérances : car son emploi ne se borne pas à prévenir l'affreux et indicible malheur d'enterrer un vivant, exposé à se réveiller dans la tombe. Elle fait plus, et c'est là son côté le plus beau peut-être, parce qu'il est le plus pratique : elle met à même d'éviter un autre malheur beaucoup plus fréquent, et non moins regrettable, celui de laisser mourir, dans son lit ou ailleurs, une personne que des secours opportuns et persévérants eussent pu rappeler à la vie.

L'épreuve bioscopique, en effet, n'est point instituée seulement en vue de conjurer les faits, heureusement fort rares, d'inhumations prématurées. Elle s'applique aux cas, beaucoup plus nombreux, de léthargie, d'apoplexie ou de syncope, où parfois il serait temps encore d'agir utilement; elle s'adresse surtout aux accidents journaliers d'asphyxie par le charbon, l'eau, le froid, etc. Dans toutes ces circonstances, elle peut toujours offrir l'un ou l'autre de ces trois immenses avantages : décider s'il y a vie ou mort, indiquer si des secours sont utiles ou non, enfin devenir elle-même, sans négliger les autres modes de traitement, l'un des moyens les plus héroïques et les plus efficaces, lorsque la mort n'est qu'apparente.

J'ai donc l'intime conviction que cette épreuve est appelée à rendre les plus éminents services, et c'est pourquoi j'ai publié ce Mémoire, afin de lui donner toute la notoriété désirable. Lorsqu'elle sera vulgarisée et en quelque sorte passée dans nos coutumes, lorsque les Sociétés de sauvetage l'auront adoptée, on apprendra avec bonheur que chaque mois, chaque semaine peut-être, on a pu arracher à la mort quelque victime que, sans son précieux concours, on lui eût abandonnée en la laissant périr faute de soins suffisants. Ne dût-elle, après tout, qu'une seule fois chaque année rendre un fils à sa mère, un père à sa famille, un membre à la société, je me trouverais dédommagé au centuple de mes pénibles recherches et de tous mes travaux.

Dr CRIMOTEL.

BIOSCOPIE ÉLECTRIQUE

Coup d'œil sur les signes de la mort, leur valeur comparative.

Si, lorsque la vie vient de s'éteindre par épuisement des forces vitales, à la suite de maladie, il ne reste, dans la majorité des cas, aucun doute sur la réalité du décès, il est loin d'en être toujours ainsi quand la mort est arrivée subitement, ou que les individus ont péri noyés ou asphyxiés.

A défaut des deux signes caractéristiques les plus apparents, et qui ne se montrent que tardivement, c'est-à-dire *la rigidité cadavérique* et *la putréfaction*, il est d'autres signes de moindre valeur, mais dont l'ensemble permet, dans le premier cas, de ne pas conserver de doute sur l'existence d'une mort qui avait été prévue et en quelque sorte attendue.

Peut-on se prononcer avec la même facilité et avec autant de certitude, chez ceux qui, tout-à-l'heure en pleine santé, sont tombés comme foudroyés dans une syncope, ou par apoplexie, ou ont été asphyxiés par l'eau, le charbon, le froid, le chloroforme, etc. En d'autres termes, les signes prochains de la mort, tels que *l'absence du pouls*, *et de la respiration, la raideur des membres, la couleur rouge, violette ou noire du visage, la perte de transparence de la main et des doigts, l'obscurcissement des yeux, le refroidissement livide, l'aspect cadavéreux, l'insensibilité aux brûlures et aux incisions, l'absence d'auréole et de phlyctènes dans les brûlures cutanées*, etc., auront-ils dans les deux cas la même importance ? Evidemment non.

Tous les auteurs du reste s'accordent à dire que ces signes sont à eux seuls de peu de valeur, puisque d'une part quelques-uns ne se rencontrent pas toujours sur le cadavre, et que d'un autre côté ils ont été observés chez des individus qui ont pu ensuite être rappelés à la vie.

Examinons maintenant la valeur respective des deux autres signes qui nous restent à étudier, à savoir *la cessation des battements du cœur*, et *l'absence de la contractilité électro-musculaire.*

La cessation des battements du cœur est un signe certain de mort. Il y a longtemps qu'on a dit: *cor ultimum moriens.* Le docteur Bouchut qui, dans ces derniers temps, a fait sur ce sujet un travail remarquable, donne à ce signe une importance capitale. Nous serions du même avis, si ce signe était très-facilement observable, et ne laissait jamais de doute; mais il en est autrement dans la pratique, comme l'a reconnu en 1850 le Conseil de salubrité de la Seine, chargé d'examiner la question.

Les battements du cœur peuvent en effet échapper à une oreille peu exercée, ou à un médecin qui n'aurait pas la plénitude de ses facultés auditives.

Il y a plus : des observateurs d'une habileté spéciale, entre autres M. Brachet, de Lyon, et M. Girbal, de Montpellier, ont déclaré n'avoir pu reconnaître aucun battement du cœur dans certaines syncopes. De célèbres accoucheurs, entre autres M. Depaul, ont vu des enfants nouveau-nés, dont la mort n'était qu'apparente, chez lesquels l'auscultation la plus minutieuse n'avait pas permis de reconnaître le moindre frémissement du cœur. La même chose est arrivée chez des adultes (voir l'*ouvrage du Dr Josat, page* 77). Le cœur, disait le célèbre Louis, peut rester assez de temps dans un état languissant, et avec des mouvements imperceptibles; et il ne faudrait pas conclure qu'une personne est morte, parce que toute recherche de ce côté aurait été infructueuse. Ajoutons enfin que ces recherches, lorsqu'elles seraient à faire sur plusieurs victimes, dans un même événement, demanderaient un temps considérable, et qu'ainsi on perdrait les moments les plus précieux.

Le signe tiré de la présence ou de l'absence des battements du cœur n'est donc pas toujours facile à reconnaître. Il peut laisser du doute : tout certain qu'il est, il n'est donc pas toujours infaillible.

Il ne nous reste donc plus qu'à établir que l'*absence de la contractilité musculaire, sous l'influence de l'électricité ou du galvanisme, est le signe immédiat qui doit occuper le premier rang;* en d'autres termes, que l'épreuve galvano-magnétique ou bioscopique-électrique est non-seulement le moyen certain le plus infaillible pour distinguer la mort réelle de la mort apparente, mais qu'il est aussi le plus facile et le plus prompt. Ajoutons enfin que les courants galvaniques sont un des moyens de traitement les plus efficaces dans les cas de mort apparente.

C'est ce que nous espérons démontrer par la suite de ce travail.

Pourquoi l'épreuve par l'éléctricité ou le galvanisme n'a-t-elle pas jusqu'à présent été mise en pratique ?

On doit, en effet, se demander comment il se fait que l'épreuve par le galvanisme, proposée dès 1811 par Nysten, recommandée ensuite par quelques auteurs, notamment par Marc, qui la jugeait indispensable, comment il se fait, dis-je, que cette épreuve soit pour ainsi dire tombée dans l'oubli.

En voici les raisons :

1° La pile de Volta et les autres piles, de même que les appareils d'induction qui sont venus ensuite, étaient lourds, volumineux et coûteux; ils étaient en outre d'un maniement difficile et d'un emploi peu commode.

2° Le procédé opératoire proposé dans le principe répugnait également aux familles et au médecin : car il s'agissait de pratiquer une incision pour découvrir les muscles qu'on voulait stimuler par l'électricité.

3° On croyait à tort, et MM. les docteurs Bouchut et Josat ont encore eu cette crainte, qu'il pouvait se rencontrer des cas où la contractilité électro-musculaire était abolie pendant la vie. Nysten lui-même, dit-on, avait incliné vers cette opinion.

4° Enfin les auteurs n'étaient nullement d'accord sur le temps pendant lequel la contractilité électro-musculaire persiste après la mort. Les uns disaient l'avoir vue durer de quatre à huit heures, d'autres jusqu'à douze et même vingt-quatre heures. Les expériences et les faits rapportés à cet égard sont dépourvus d'authenticité.

Les études et les recherches que j'ai continuées avec persévérance sur cette intéressante question, depuis plus de seize ans, ont aplani toutes ces difficultés, car, ainsi qu'on le verra, je suis parvenu :

1° A réaliser un appareil bioscopique aussi simple et facile qu'il est portatif et peu coûteux ;

2° A indiquer des procédés qui permettent de stimuler les nerfs et faire contracter les muscles, sans la moindre incision ni piqûre, sans même intéresser l'épiderme ;

3° A prouver que la contractilité électro-musculaire n'est jamais absente dans tous les muscles tant que la vie existe ;

4° A établir par de nombreuses observations que cette propriété diminue aussitôt le décès, pour s'éteindre complétement dans un délai qui, chez l'homme, varie d'une demi-heure à deux heures, rarement quelques minutes de plus, et jamais trois heures.

Etudes et recherches sur l'Epreuve électro-bioscopique. Rapports favorables à ce sujet.

La question qui nous occupe n'a pas encore été traitée au point de vue sous lequel nous l'envisageons. Et si quelques essais isolés ont été tentés dans ces derniers temps, on est forcé de reconnaître que, sous le rapport pratique, elle n'a fait aucun progrès réel.

Mes premiers travaux en ce genre ont été soumis au Conseil d'hygiène publique et de salubrité de la Seine, le 23 décembre 1852, *et c'est sur cette date et le Rapport imprimé qui a suivi, que j'appuie mes droits à une certaine priorité.* Un sujet aussi grave et aussi important ne pouvait manquer d'attirer l'attention de ce Conseil éminent, qui en fit une étude sérieuse et approfondie, et déclara, par l'organe d'une Commission composée de MM. Payen, de l'Académie des sciences, Devergie et Guérard, de l'Académie de médecine : « *Que le docteur Cri-* » *motel avait rendu un véritable service; qu'il y* » *avait lieu d'appeler l'attention de M. le Préfet* » *sur les recherches auxquelles il avait dû se livrer,* » *sur les difficultés qu'il avait dû rencontrer, sur* » *la direction qu'il avait donnée à ses travaux, afin* » *qu'il fût mis, s'il y avait lieu, en position de* » *continuer ses recherches, et de réaliser peut-être* » *un jour un résultat pratique qu'on ne jugeait pas* » *sage de poursuivre immédiatement.*

» *M. Crimotel*, était-il dit dans le même Rapport, » page 276, *a fait une œuvre réellement utile; un* » *jour viendra où, plus répandu, d'une application* » *plus générale, l'appareil, le moyen proposé aura* » *tout son effet.* »

Enfin, depuis lors, le même Conseil a reconnu *l'utilité de l'épreuve galvanique comme moyen d'éviter les Inhumations prématurées.*

L'Académie impériale de Reims a rendu, en

1864, un témoignage non moins favorable.

Encouragé par des termes aussi flatteurs, j'ai poursuivi d'un pas moins timide une voie où je ne rencontrais qu'obscurités et contradictions dans les faits anciennement observés. J'ai repris mes expériences sur les animaux et sur l'homme. Il m'était plus difficile, dans un cercle borné, d'expérimenter sur ce dernier aussitôt la mort arrivée subitement ou par asphyxie. L'invention du bioscope électrique, appareil infiniment plus commode et plus portatif que celui dont je me servais d'abord, m'a permis de saisir de nombreuses occasions de le faire, et de rectifier ainsi des erreurs qui m'avaient longtemps arrêté, comme beaucoup d'autres. En ce qui concerne surtout le temps pendant lequel persiste la contractilité, je crois que l'erreur est venue de ce qu'on avait à tort conclu de certaines classes d'animaux à l'homme. (V. *Durée de la contractilité chez les animaux*, page 46.)

En parcourant le volume imprimé du Rapport général du Conseil de salubrité de la Seine, des années 1849 à 1858, dont j'ai extrait les passages que je viens de citer, on voit, aux pages 274 et 275, que si une épreuve reconnue si utile chez les noyés, les asphyxiés et dans la constatation des décès, n'a pas été aussitôt adoptée, c'était par ces deux seuls motifs :

1° Que les appareils galvaniques n'étant connus que d'un petit nombre de médecins, il y aurait à craindre que l'épreuve ne fût mal faite et n'induisît en erreur ;

2° Que celui que je proposais avait, comme tous

ceux de cette époque, l'inconvénient d'exiger l'emploi d'un liquide acide, difficile à transporter, et qu'on n'a pas toujours sous la main.

La première de ces objections ne ferait point honneur au corps médical; et elle ne saurait être sérieuse. Quel est en effet le médecin qui, chargé d'une mission aussi importante, se mettrait dans le cas que l'on suppose, surtout lorsqu'il s'agit d'une expérience que tout homme intelligent peut apprendre en un quart-d'heure.

La seconde n'a pas plus de raison d'être, aujourd'hui que le nouvel appareil, dit bioscope électrique, réalise tout ce que laissait à désirer celui de 1852. Il est en effet trois fois moins volumineux, moins lourd et moins coûteux, et au lieu de liquides acides, il renferme un petit flacon contenant du sel en poudre pour plus de vingt expériences.

L'époque désirée et attendue par le Conseil de salubrité est donc enfin arrivée.

Description de l'appareil et de l'épreuve électro-bioscopique.

Cet appareil se compose d'une pile, d'un multiplicateur et d'excitateurs. Chacun de ces objets occupe une case dans une petite boîte, dont la longueur n'est que de 15 centimètres, la largeur 10 centimètres, et l'épaisseur 35 millimètres. L'une de ces cases reçoit de plus un petit flacon de bisulfate de mercure pulvérisé. La pile est des plus simples; elle est formée d'un petit baquet de gutta-percha, à fond de cuivre, et de deux plaques de zinc.

Pour la charger, on n'a qu'à mettre dans chacun des compartiments du baquet la grosseur d'une noisette du sel mercuriel, et ajouter une cuillérée d'eau environ, de manière à ce qu'elle recouvre un peu les éléments zinc. Enfin, lorsqu'on s'en est servi, il suffit de rincer avec un peu d'eau et d'essuyer. Aucun liquide ne séjournant dans l'appareil, et les fils qui font communiquer la pile avec le multiplicateur étant encastrés dans le fond de la boîte, il n'y a ni oxydation ni détérioration d'aucune sorte à redouter.

Un graduateur, glissant à volonté dans la bobine du multiplicateur, permet de graduer la force des courants, depuis la sensation d'un simple frôlement jusqu'à des secousses que l'homme le plus vigoureux aurait de la peine à supporter.

Le bioscope électrique est, comme on le voit, d'une extrême simplicité. En une minute on peut répéter l'épreuve galvanique, et il suffit d'un quart d'heure pour apprendre à s'en servir. Il peut aisément se porter dans la poche, car il pèse à peine 500 grammes, et n'est pas plus gros qu'un petit volume in-18. Enfin, il a le grand avantage de ne coûter que 35 francs.

Le flacon contient du sel mercuriel pour une vingtaine d'expériences, dont chacune revient à moins de deux centimes; de sorte qu'avec la somme de vingt francs on peut faire plus de mille épreuves ou séances (1).

(1) Cet appareil, construit par un mécanicien très-habile,

Actuellement disons en quoi consiste l'épreuve bioscopique électrique ou électro-bioscopie.

L'appareil étant en activité et les deux excitateurs garnis d'éponges mouillées et tenus par leur manche en bois, si on les applique sur les membres d'un individu vivant, bien portant ou malade, on obtient au même instant, selon le degré d'intensité du courant, depuis le simple frémissement de la fibre musculaire jusqu'aux mouvements de flexion et d'extension les plus prononcés.

Les effets sont absolument les mêmes dans la mort apparente par syncope, asphyxie, léthargie, etc. Tant que la vie existe, la contractilité électrique, qui est une propriété inhérente à la fibre musculaire vivante, reste entière et au même degré. Dans ces cas, elle paraît même augmentée, mais comme l'a fait remarquer avec raison Marshal-Hall, cela tient à ce que les individus étant insensibles, ils n'opposent aucune résistance aux mouvements imprimés par le fluide électrique.

Si donc l'on soumet à la même expérience le corps d'un noyé ou d'un asphyxié, en un mot de

M. Morin, me paraît appelé à rendre de grands services dans la pratique médicale. Il donne trois sortes de courants :

1° *Courant inducteur*, ou du gros fil, en plaçant les cordons conducteurs aux deux bornes de gauche. (Les bornes étant tournées du côté de l'observateur).

2° *Courant induit*, ou du fil fin, plus fort que le précédent en les plaçant aux deux bornes de droite.

3° *Courant total ou mixte*, le plus fort des trois, en les plaçant aux deux bornes extrêmes. Chacun de ces courants peut se graduer du minimum au maximum au moyen du graduateur.

tout individu dont l'état de vie est douteux, et qu'on obtienne des résultats identiques, on doit penser que la vie existe encore. L'épreuve, au contraire, est-elle négative, on peut, sans aucun doute, affirmer que la mort est réelle.

Après avoir répété cette expérience, que j'ai variée de toutes les manières, dans un grand nombre de cas de mort apparente, soit chez les animaux, soit chez l'homme, et sur un nombre non moins considérable de décédés de tout âge et de tout genre de mort, soit prompte, soit à la suite de maladie, à tous les instants, à toutes les heures qui ont suivi le décès, jusqu'à 20, 24 heures et plus, je crois être en droit de formuler les considérations et propositions suivantes :

I. Lorsque les muscles ont perdu leur contractilité électro-musculaire, c'est-à-dire, qu'ils ne répondent plus à l'excitation électro-bioscopique, on peut affirmer que la mort a lieu. Au contraire, on doit penser que la vie existe encore lorsque cette propriété est conservée dans toute son intégrité.

Je dis *dans toute son intégrité*, car lorsque la contractilité électro-musculaire est diminuée, c'est déjà un indice que la vie a cessé. Cette propriété peut donc persister à un certain degré et pendant un certain temps après la mort, après que le cœur a cessé de battre. Cela est vrai. Ainsi chez le nouveau-né on la voit durer de 15 à 60 minutes, mais en diminuant progressivement. Chez l'enfant et l'adulte, elle persiste plus longtemps. Après avoir diminué graduellement, elle s'éteint complétement dans un délai qui varie, *suivant le genre de maladie ou de mort*, d'une demi-heure à 2 heures et rarement quelques minutes de plus. *Elle ne persiste jamais 3 heures*. On peut consulter à cet égard les observations placées à la fin de ce mémoire, p. 44.

Dans quelques cas rares, on dit, ce que je ne crois pas, car les observations sont inexactes et peu authentiques, avoir observé des mouvements pendant 3 à 4 heures, et encore avait-il fallu pour cela faire une incision pour agir directement sur les muscles. Je sais qu'en procédant ainsi on peut obtenir parfois quelques contractions fibrillaires; mais traitant ici la question à un point de vue pratique, je n'ai pas cru devoir tenir compte de ces données purement physiologiques, qui n'indiquent plus qu'un simple reste de vitalité organique. Chez plusieurs cholériques, observés en 1854, entre autres chez une dame Roucheux, rue Mouffetard 132, morte le 28 avril, j'ai trouvé la contractilité complétement éteinte après une demiheure. Il en est souvent ainsi dans les maladies plus ou moins longues qui ont épuisé graduellement les forces vitales, dans certaines phthisies, fièvres typhoïdes, etc.

Mais dans tous les cas, la contractilité électromusculaire, restée intacte jusqu'au dernier instant de la vie, se trouve, peu après que le cœur ne bat plus, très-sensiblement modifiée. Les courants galvano-magnétiques les plus intenses ne produisent plus alors les mouvements étendus de flexion et d'extension dont nous avons parlé; mais seulement des mouvements bornés et des contractions plus ou moins affaiblies, dégénérant bientôt en un simple frémissement musculaire, qui va sans cesse et très-vite diminuant. Il ne reste donc plus alors aucun doute que la mort ne soit réelle, pour peu que l'on ait l'habitude de cette épreuve, qui bientôt ensuite ne donne plus que des résultats complétement négatifs.

Dans nos propositions suivantes, nous dirons quelles sont les précautions à prendre pour éviter toute espèce d'erreur chez les paralysés, les noyés, les asphyxiés, etc.

II. Aucune maladie, aucun genre d'asphyxie ou d'empoisonnement n'a le pouvoir d'abolir, pendant la vie, la contractilité électrique *dans tous les muscles.*

Cette proposition est confirmative de la première, car si aucune maladie ne peut éteindre la contractilité musculaire, il s'ensuit que lorsque cette propriété n'existe plus, la mort et certaine.

Nous avons déjà dit qu'il s'était rencontré, même parmi les partisans de l'épreuve galvanique, des auteurs qui n'osaient admettre la vérité de cette proposition dans toute sa rigueur. Si elle n'était pas une loi sans exception, on comprend que, dans certains cas, l'épreuve électro-bioscopique pourrait se trouver en défaut; mais il n'en est pas ainsi.

Nous pourrions rapporter ici nos propres observations; mais nous préférons citer des faits d'une authenticité incontestable, puisqu'ils ont été constatés par des hommes qui font à juste titre autorité dans la science en pareille matière.

Dans un Rapport lu à l'Institut le 29 mai 1848, MM. Magendie et Rayer ont fait connaître le résultat de leurs propres expériences sur des lapins et des chiens empoisonnés avec l'oxyde de carbone et l'hydrogène sulfuré. Ils ont vu que la contractilité électro-musculaire s'est conservée non-seulement jusqu'à la mort, mais encore après que, ayant ouvert la poitrine, ils avaient constaté la cessation complète des battements du cœur.

M. le professeur Claude Bernard (*Leçons sur les effets des substances toxiques et médicamenteuses*) établit la même vérité à l'égard des poisons les plus violents.

Il résulte, en effet, des belles expériences de l'éminent physiologiste du Collége de France sur des grenouilles empoisonnées par le *curare* (page 305 et suiv):

Que ce poison énergique est sans action sur les mouvements du cœur, les nerfs sensitifs et *les muscles*.

Qu'à la vérité, pendant que l'animal vit encore, le courant électrique porté sur les *nerfs moteurs* ne produit plus de mouvements, mais que, si l'on électrise *les muscles* eux-mêmes, on obtient des contractions très-vives (pages 277 et 314). La contractilité électro-musculaire semble même persister plus longtemps que si la grenouille avait été tuée sans être empoisonnée (page 465).

Il ne faut donc pas, dit M. Claude Bernard, confondre l'*excitabilité des nerfs moteurs* avec *la contractilité musculaire*.

La *strychnine* abolit les fonctions des nerfs de sentiment ; elle laisse intacts les nerfs moteurs et le système musculaire (page 356).

Le *sulfocyanure de potassium* porte son action sur *le cœur d'abord*, puis sur les muscles, dont la contractilité est anéantie presque aussitôt que le cœur ne bat plus, c'est-à-dire après la mort (pages 354 et 360). Les accidents de ce redoutable poison sont définitifs et sans appel.

La *nicotine* à haute dose agit à peu près comme le sulfocyanure de potassium.

Nous avons cru devoir insister sur ces faits parce que des membres du Conseil de salubrité, dans ces derniers temps encore, ont été arrêtés surtout par l'objection suivante :

Ne peut-il se rencontrer, disait-on, quelque affection rare, qui, à l'instar du curare, ferait perdre à tous les muscles leur contractilité électrique, bien que l'individu soit encore vivant, de sorte que l'épreuve galvanique induirait alors en erreur ?

Evidemment, ces savants, dont je reconnais tout le mérite, ont confondu les propriétés si distinctes *des nerfs moteurs* et *du système musculaire*. Il faut donc admettre qu'aucun des poisons connus, pas plus qu'aucune maladie, n'a le pouvoir d'éteindre, dans tout l'organisme et pendant la vie, la propriété *caractéristique* de la fibre musculaire vivante.

Ce n'est, comme nous l'avons fait remarquer, qu'après la mort seulement, que le genre de maladic ou de mort influe sur la diminution ou la disparition plus ou moins rapide de la contractilité électrique.

Certaines paralysies peuvent *seules* entraîner pendant la vie la perte de cette propriété; mais cela n'a lieu que dans un ou deux membres, et jamais sur tout le corps (1). Afin d'éviter toute cause d'erreur à ce sujet, il faut chaque fois qu'on pratique l'épreuve électro-bioscopique, la répéter sur tous les membres, le tronc et la face, ce qui se fait en une minute.

III. Une diminution *notable* de la contractilité électrique, *dans tout le système musculaire*, est déjà un indice de mort.

L'absence complète de cette propriété, avons-nous dit, est un signe certain de mort; il en est de même de la diminution, car c'est une conséquence de ce qui a été dit p. 20, et dans le cours de la première proposition p. 21; mais il faut que cette diminution soit reconnue *notable* et *réelle*.

Nous avons vu que, dans la mort apparente, la contractilité peut paraître augmentée. Dans certains cas, elle peut aussi paraître diminuée sans que cette diminution soit réelle, (à part certains cas de paralysie; mais cela n'a lieu que sur quelques membres). L'épaisseur anormale du tissu graisseux, l'état de raideur du malade, le plus ou moins de force du courant, peuvent en imposer.

(1) Dans les paralysies avec atrophie musculaire et dégénérescence graisseuse, on n'obtient plus de mouvements il est vrai, mais le courant galvanique porté directement sur les fibres musculaires à nu y détermine encore des contractions fibrillaires.

Mais alors, dira-t-on, si l'épreuve faite une à deux heures après la mort est immédiatement décisive et infaillible, il n'en est donc pas toujours ainsi pendant la première heure qui suit le décès ?

A la vérité, elle peut quelquefois ne pas l'être aussi immédiatement, mais le doute ne saurait longtemps persister.

En effet, l'épreuve faite sur tous les muscles, le tronc et la face, est-elle négative ? la mort est certaine.

La contractilité paraît-elle intacte, et rester à ce même degré pendant vingt minutes ou plus, on doit penser que la vie existe encore.

Paraît-elle au contraire notablement diminuée, et cette diminution va-t-elle ensuite s'accusant de plus en plus au bout de vingt-cinq à trente minutes, il y a lieu de croire que la mort est réelle.

Quelle doit être la conduite du médecin dans ces trois circonstances ?

Il est évident que, dans le premier cas, sa présence est devenue inutile, et c'est ce qui arriverait le plus ordinairement dans la vérification des décès, lorsqu'il s'agirait de lever un doute. Dans le deuxième cas, ses secours sont indispensables, car ils peuvent être parfois couronnés de succès. Dans la troisième supposition enfin, il sera convenable de ne pas cesser les soins tant qu'il y aura un reste évident de contractilité. Ces deux derniers cas se rencontreront le plus souvent chez les noyés et les asphyxiés, et nous dirons dans la suite comment on doit procéder à leur égard, ainsi que dans la syncope, la léthargie, chez les nouveau-nés, etc.

Ajoutons que, pour bien juger la force d'un courant et les résultats qu'il doit produire sur le sujet, le médecin doit toujours l'essayer sur lui-même. L'avant-bras, les muscles adducteurs du pouce ou de l'index me paraissent les endroits les plus commodes.

En prenant de telles précautions, on voit qu'il ne saurait y avoir place ni pour le doute ni pour l'erreur.

IV. La bioscopie électrique devrait être recommandée aux médecins vérificateurs des décès dans tous les cas douteux, ainsi que toutes les fois que la famille le désirera. Elle est un moyen radical de prévenir les *Inhumations prématurées.*

Lorsque le service de la vérification des décès se fait d'une manière aussi régulière et aussi éclairée qu'à Paris, il faut bien admettre que, dans l'immense majorité des cas, il est possible d'affirmer, d'après des signes positifs, que la mort est réelle.

Mais on doit aussi reconnaître qu'il est certains cas de mort subite ou imprévue où aucun de ces signes ne peut être constaté, ni apprécié, et où la certitude n'est pas aussi complète.

C'est alors surtout que l'électro-bioscopie est appelée à rendre les plus grands services. Pour cela, le médecin n'aura qu'à suivre les conseils que nous venons de tracer.

Il devra aussi pratiquer l'épreuve *toutes les fois que la famille le désirera*, quand bien même elle serait inutile à ses yeux, et cela afin d'éviter toute espèce de récriminations.

On a objecté que les Médecins vérificateurs étant déjà fort peu rétribués, ce serait leur imposer une nouvelle charge, à moins de la faire peser sur les administrations locales. Mais il y aurait un moyen bien simple de contenter tout le monde, ce serait d'ajouter ce léger surcroît de dépense au compte des frais mortuaires de chaque famille.

Du reste toute objection doit disparaître devant cette vérité, qui me paraît incontestable : c'est que la *bioscopie électrique est un moyen certain de prévenir à jamais les Inhumations prématurées.*

DES INHUMATIONS PRÉMATURÉES.

« Le plus grand nombre de faits d'enterrements prématurés, dit M. le docteur Josat, tient peu devant une critique sérieuse ; mais il en est dont le scepticisme le plus obstiné n'arrivera jamais à anéantir l'effrayante réalité. » Et dans un autre endroit :

La plus grande partie de la France se trouve exposée à voir cette épouvantable tragédie se renouveler trente ou quarante fois par an. »

Déjà, à plusieurs reprises, les premiers corps de l'Etat ont sollicité du gouvernement des mesures efficaces pour prévenir le retour d'aussi déplorables malheurs. Et dernièrement encore, plusieurs membres du Sénat, dans la séance du 27 février 1866, ont pris la parole à ce sujet, et ont raconté des faits authentiques, qui étaient *à leur connaissance personnelle.*

« Chacun de nous, disait dans son Rapport M. le vicomte de la Guéronnière, a senti sa compassion s'émouvoir à cette pensée qu'un homme fût cloué vivant dans un cercueil. La raison se trouble à l'idée de cette lutte horrible d'un malheureux qui se réveille enseveli, qui renaît un instant à la vie, pour succomber dans les tortures du supplice le plus affreux qu'ait jamais enfanté la plus cruelle barbarie. La tombe nous a redit l'épouvante de ces drames monstrueux :

En fouillant d'anciens cimetières, on a trouvé enfermés dans des cercueils des squelettes aux attitudes désespérées ; leurs membres horriblement contractés trahissaient la révolte suprême de la vie, l'angoisse d'une effrayante agonie, dont pas un cri, pas un gémissement n'avait pu être entendu des vivants. »

Son E. Mgr le cardinal Donnet, s'est ensuite exprimé ainsi :

» J'ai acquis la conviction, par des faits incontestables, que les victimes des inhumations précipitées sont beaucoup plus nombreuses qu'on ne le pense communément. Or y a-t-il rien de plus horrible que de mourir en imputant sa mort au peu de vigilance et à l'imprévoyante précipitation de ceux qu'on appelait, quelques heures auparavant, des plus doux noms qu'on puisse se donner ici-bas.

» J'ai, pour ma part, dit le vénérable prélat, empêché deux inhumations de vivants, dans un village que j'ai desservi au début de ma carrière pastorale. Le premier était un vieillard, qui vécut douze heures de plus que ne l'avait permis le billet délivré par l'officier de l'état civil ; le second revint tout-à-fait à la vie.

» Plus tard, c'était à Bordeaux, une fille unique achevait ce qu'on croyait être son agonie; elle avait toutes les apparences de la mort, et la garde s'apprêtait à couvrir son visage..... Devenue épouse et mère, elle fait encore aujourd'hui le bonheur de deux respectables familles.

» Une autre fois, en 1826, un jeune prêtre étant en chaire tomba subitement, et fut déclaré mort par le médecin qui l'examina. Il entendit le glas funèbre, le *De profundis* récité auprès de son lit, et tous les préparatifs de son enterrement, sans pouvoir remuer, ni proférer un seul mot. Un hasard providentiel le fit sortir à temps de son engourdissement. Aujourd'hui, devenu le cardinal Donnet, il vient demander aux dépositaires du pouvoir, non-seulement de veiller à ce que les prescriptions légales qui regardent les inhumations soient strictement observées, mais à en formuler de nouvelles pour prévenir d'irréparables malheurs. »

A son tour, M. le sénateur Tourangin, dit que des faits nombreux ont été constatés, et il n'en veut citer qu'un : « Dans la classe qui a le plus de respect pour ses morts, une jeune femme étant très-malade, le médecin de la famille la croit morte, et fait appeler trois autres honorables médecins pour constater le décès. On fait les expériences les plus énergiques et les plus cruelles, pour savoir si la mort était apparente ou réelle. Enfin, au bout de trente heures, aucun signe de vie n'apparaissant, la morte allait être mise dans le cercueil. Sa sœur se jette aux genoux des médecins, pour obtenir qu'on attende encore quelques heures. Au bout de ce temps, la prétendue morte était vivante, et il a fallu soigner trois mois les plaies cruelles qu'on lui avait faites pour constater sa mort. »

Dans certaines campagnes, dans les hôtels garnis, on fait tout au monde pour éluder les prescriptions légales, et faire enterrer au plus vite.

De son côté, M. le vicomte de Barral a cité deux faits. « Dans l'Indre, dit-il, une institutrice est enterrée. La fosse était voisine de la cure; au milieu de la nuit, on entend des cris lamentables; on la déterre, et elle expire lorsque la fosse est ouverte.

» Dans l'Isère, à Voiron, un charpentier que j'ai employé avait été mis vivant dans la fosse, mais il s'est réveillé de sa léthargie avant qu'on l'ait recouverte. »

Enfin, M. le baron Ernest Leroy termine en disant que, si le gouvernement peut arriver à découvrir un moyen de prévenir le retour de malheurs dont on vient de citer de si déplorables exemples, à coup sûr le Sénat ne peut voter que le renvoi, et souhaiter qu'il ait toute son efficacité. »

Le Sénat, en effet, accepte le renvoi à M. le ministre de l'Intérieur.

Que MM, les sénateurs me permettent de leur dire qu'il me semble que le moyen est tout trouvé.

Si l'absence de la contractilité électro-musculaire est un signe certain de mort, (*Voir les ouvrages du Dr Bouchut*, *page* **210**, *du Dr Josat*, *page* **97**, *l'avis de l'Académie des sciences*, *rapport du* **29** *mai* 1848, *et tous les auteurs qui s'en sont occupés*) il est évident qu'à l'avenir aucune inhumation ne pourra être prématurée si, dans les cas douteux, on ne met le corps en terre que quand l'épreuve aura été complètement négative.

Je me plais donc à espérer, que son E. M. le Ministre de l'Intérieur, daignera faire étudier la question à ce point de vue.

V. L'électro-Bioscopie, en prévenant sûrement les enterrements prématurés, rend inutiles les *Maisons mortuaires* et la prolongation des délais d'inhumation.

Les auteurs qui prétendent qu'il n'y a d'autre signe de la mort réellement certain que la putréfaction, proposent nécessairement de différer les inhumations plus qu'on ne le fait en France. M. le Dr Josat (*ouvrage déjà cité*) dit que notre législation est tellement imparfaite à cet égard, que, dans l'état actuel des choses, le médecin vérificateur des décès n'est appelé que pour constater la mort apparente. C'est pourquoi il voudrait qu'à l'exemple de Moïse, des Egyptiens, des Perses, des Grecs et des Romains, on ne procédât aux funérailles qu'après 72 heures au moins, et pour obvier à l'inconvénient d'un séjour si long, du cadavre dans les familles, il conclut à l'établissement de *Maisons mortuaires*.

Sans parler des graves dangers qu'il y aurait dans les grandes villes à créer ainsi un foyer permanent d'insalubrité, qui ne manquerait pas d'être très-préjudiciable à la santé publique, il faut reconnaître qu'en France cette coutume ne saurait passer dans nos mœurs « Qui voudrait, a dit M. le vicomte de la Guéronnière, se séparer de ceux qu'il a aimés, autrement que pour les accompagner à l'église, où la prière du prêtre appelle sur eux la clémence de Dieu, et les suivre jusqu'au bord de la fosse qui va recevoir leurs chères dépouilles. (*Moniteur* du 28 février 1866.)

Du reste, il est dit dans le Rapport de l'Académie des sciences, déjà cité, que la plupart des maisons mortuaires établies en Allemagne, tombent en désuétude, et que, jamais on n'a vu revenir à la vie aucun corps dont la mort avait été constatée par le médecin.

A notre avis, cela ne veut pas dire qu'aucun ne fût revenu, si, dans les cas douteux, au lieu de leur faire subir le transport et une exposition de cette nature, on eût donné à temps les secours suffisants, le malade restant dans son lit. Or, la bioscopie électrique seule eût pu indiquer l'opportunité de ces secours.

VI. Cette épreuve devient nécessaire, indispensable, chez les noyés, les asphyxiés, etc, et elle devrait être prescrite dans presque tous les cas, aux médecins préposés aux secours publics, et à ceux qui sont requis par l'autorité dans les cas de mort subite ou violente, d'asphyxie, etc., etc.

Si l'utilité de l'épreuve bioscopique pouvait un instant être contestée dans la vérification des décès pour aucuns cas de mort naturelle, il ne saurait en être de même chez les noyés, les asphyxiés par le charbon, par le chloroforme ou les fosses d'aisances, par le froid ou la chaleur, par strangulation, etc. Elle devient alors extrêmement urgente et précieuse, puisqu'elle permet au médecin de se prononcer à l'instant même sur leur état de vie ou de mort, et de savoir par conséquent s'il est utile ou non de leur administrer des secours (1).

Quand il y a plusieurs victimes, comme cela se présente malheureusement assez souvent dans un naufrage, ou dans les éboulements souterrains et les accidents de chemins de fer, un autre avantage inappréciable se présente : c'est de pouvoir

(1) *Extrait de l'Instruction du Conseil de salubrité de la Seine en date du 19 avril 1830, annexée à l'ordonnance de M. le Préfet de police du 17 juillet suivant :*

1° Les personnes asphyxiées ne sont souvent que dans un état de mort apparente.

2° Pour les personnes étrangères à la médecine, la mort apparente ne peut être distinguée de la mort réelle que par la putréfaction.

3° La couleur rouge violette ou noire du visage, le froid du corps, la raideur des membres, ne sont pas toujours des signes certains de mort.

4° On doit, à moins que la putréfaction ne soit évidente, administrer des secours à tout individu noyé ou asphyxié, même après un séjour assez prolongé dans l'eau ou dans le milieu où il a été asphyxié.

5° Les secours les plus essentiels à prodiguer aux asphyxiés, peuvent leur être donnés par toute personne intelligente ; mais pour obtenir du succès, il faut les donner sans se décourager, quelquefois pendant plusieurs heures de suite On a des exemples d'asphyxiés rappelés à la vie après des tentatives qui avaient duré six heures et plus.

On n'obtient souvent ce résultat dans l'asphyxie par le froid qu'après 12 ou 15 heures de mort apparente.

distinguer, en moins d'une ou deux minutes, les morts d'avec les vivants. Par là on néglige les premiers, et l'on ne perd pas avec eux un temps qui est alors si pressant, si utile et si précieux pour les seconds.

Toutes les fois que des secours pour rappeler à la vie paraissent nécessaires, on doit en tirer cette conséquence que, *sous le rapport religieux*, ils ne sont pas moins urgents. L'emploi de cette épreuve peut donc rendre un service suprême à celui qui n'aurait pas voulu mourir privé des secours de la Religion, puisqu'elle met à même de les requérir et les faire administrer, s'il y a lieu.

La même épreuve enfin rendrait les plus grands services entre les mains des accoucheurs, au double point de vue humanitaire et religieux. On sait, en effet, que, de toutes les asphyxies ou syncopes, celle des nouveau-nés est la plus commune et celle dans laquelle on a le plus de chances de succès. Les exemples ne sont pas rares d'enfants qui ont donné des signes de vie assez longtemps après que des secours avaient cessé. Dans ces cas, assurément, le moyen proposé eût sauvegardé les intérêts de l'humanité et la dignité de la profession, en établissant nettement l'utilité des tentatives ou en épargnant des efforts superflus.

VII. L'épreuve bioscopique permet, s'il y a un reste de contractilité, de déclarer que le décès a lieu depuis moins de trois heures.

Ceci ressort de ce que nous savons déjà, que la contractilité électro-musculaire ne persiste jamais trois heures après la mort.

VIII. Lorsque plusieurs personnes périssent dans un même événement, elle permet encore, dans certains cas, et si elle est faite assez tôt, de décider dans quel ordre elles ont cessé de vivre.

La vérité de cette proposition aurait besoin d'être démontrée par un assez grand nombre d'observations, qui ne manqueront pas de se produire lorsque l'emploi de l'épreuve galvanique sera généralisé. Je n'ai du reste posé ici cette proposition que comme une espèce de jalon pour l'avenir, espérant que, comme moi, d'autres feront de nouvelles recherches sur ce sujet.

IX. Le bioscope électrique donne le moyen, dans tous les cas, non seulement d'établir un diagnostic certain, mais il devient entre les mains du médecin et sans désemparer un des moyens les plus puissants, les plus prompts et les plus efficaces pour ranimer les personnes qui sont encore en vie.

Pour cela, le médecin applique les excitateurs humides sur les côtés du cou, le long du trajet des nerfs phréniques, sur les deux côtés de la poitrine et à la base de celle-ci, afin de favoriser le jeu des muscles qui servent à la respiration. Il remplace ensuite l'un de ces excitateurs humides par le petit balai de fils métalliques, qu'il promène en divers endroits du tronc et des membres, et il produit ainsi une excitation, une chaleur qui surpasse celle des sinapismes et même du feu. Cette espèce de *fustigation électrique* a sur les sinapismes l'avantage d'agir instantanément, et sur le feu celui de pouvoir être portée presque au même instant sur les différentes parties du corps, et cela sans aucun danger en cas de vie, sans rien désorganiser, sans même altérer l'épiderme.

Ces moyens si héroïques ne dispensent pas du reste de l'emploi des frictions, des affusions, s'il y a lieu, des inspirations et insufflations stimulantes, des fumigations, des boissons cordiales, etc., en un mot des secours spéciaux à chaque genre d'asphyxie.

On lit dans le Rapport du Conseil de salubrité déjà cité, à la page 276 du Rapport général :

« Il résulte des relevés faits par la Société de » sauvetage de Londres, que l'un des moyens qui » rappellent à la vie le plus grand nombre de » noyés, ce sont des secousses produites sur les » deux côtés de la poitrine, de manière à mettre » les côtes en mouvement, à imprimer un choc » aux poumons, et à faire naître l'action des muscles » inspirateurs. On voit dès lors que des secousses » électriques rentreraient tout-à-fait dans ce genre » de sauvetage. »

A l'aide de l'épreuve galvano-magnétique, on ne sera donc plus exposé à donner des soins inutiles à un corps qui déjà ne serait plus qu'un cadavre; d'un autre côté, on aura la satisfaction, tant que durera la contractilité électro-musculaire, d'y trouver un puissant encouragement à ne pas discontinuer ces soins. Et puisqu'il a souvent fallu, comme on vient de le lire, trois, six et même huit heures et plus pour obtenir un heureux résultat, n'est-il pas présumable et même certain que d'autres personnes également en vie, mais ayant toutes les apparences de la mort, sont enfin mortes définitivement, parce qu'on n'aura eu ni la patience ni le courage d'insister assez longtemps sur des secours qu'on jugeait inutiles, tandis qu'ils allaient être couronnés de succès par un rappel à la vie, si on les avait prolongés quelques heures ou seulement peut-être quelques instants de plus.

Le moyen que je propose est donc destiné à prévenir à tout jamais d'aussi regrettables malheurs; et d'un autre côté il me paraît appelé à rendre d'immenses services, puisque, dans plus d'une circonstance, il ranimera un reste de vie près de s'éteindre.

X. L'emploi du bioscope électrique permettrait, l'utilité ou l'urgence étant déclarées par l'autorité, d'accélérer les inhumations ou toute autre opération cadavérique, toutes les fois qu'il y a inconvénient d'attendre les délais ordinaires.

L'article 77 du Code civil ne permet l'inhumation que 24 heures après le décès, et l'autorisation n'est accordée que 24 heures après la déclaration, ce qui recule souvent le délai jusqu'à 40 et 45 heures. Il en est de même pour le transport des cadavres, l'embaumement, le moulage, les autopsies, etc. La loi a voulu par là donner aux familles et aux individus toute la sécurité désirable. Mais il est des circonstances assez fréquentes où il y aurait, pour les familles, pour la justice surtout, le plus grand intérêt à ce que ces opérations pussent être faites le plus tôt possible après la mort. Plusieurs cas de médecine légale pourraient ainsi recevoir une solution plus prompte et peut-être plus judicieuse.

Il en est de même dans les temps d'épidémie, où la santé publiqueexige que les cadavres soient enterrés peu après la mort. Car si un grand nombre de médecins nient encore la contagion du choléra, tous admettent que ce redoutable fléau se propage par infection, par les émanations des déjections et surtout celles des cadavres.

Enfin, en temps ordinaire, la même mesure est d'une urgence extrême dans beaucoup de familles pauvres et logées à l'étroit. Il n'est malheureusement pas rare de voir un cadavre, exhalant des miasmes délétères et contagieux, séjourner 40 et 45 heures dans une chambre où couchent quatre, six et même huit personnes, quelques-unes parfois étant déjà indisposées ou malades, et dont l'état, on le comprend, ne saurait manquer de s'aggraver.

L'autorité, si elle adoptait les mesures que nous proposons, et sans s'écarter en rien des principes tutélaires qui l'ont toujours guidée, pourrait donc permettre, quelques heures après le décès, l'inhumation ou toute autre opération dont nous avons parlé plus haut, et cela en toute sécurité.

En ce qui concerne le *Choléra* surtout, je suis intimement convaincu que ce serait le meilleur moyen d'étouffer cette terrible épidémie à sa naissance et d'en arrêter les progrès.

CONCLUSIONS.

Arrivé au terme de mon travail, je crois avoir démontré :

1° Que l'absence de la contractilité électro-musculaire est, dans les premiers instants de la mort, le signe certain le plus infaillible de la réalité du décès;

2° Que, sans reculer les délais d'inhumation, son emploi rendrait inutiles les maisons mortuaires et permettrait d'éviter sûrement les inhumations prématurées;

3° Que l'épreuve électro-bioscopique, instituée pour constater la présence ou l'absence de la con. tractilité, chez les noyés, les asphyxiés et dans tous les cas de syncope, d'apoplexie, etc., est d'une nécessité absolue et incontestable ;

4° Que l'omission de ce moyen peut être la cause des erreurs les plus déplorables, car on s'expose ainsi à abandonner des personnes que des secours auraient pu rappeler à la vie;

5° Que le nouvel appareil inventé à cet effet réunit toutes les conditions voulues , puisqu'il est simple, portatif et peu coûteux;

6° Que les courants électriques sont un des meilleurs moyens de rappeler à la vie, lorsque la mort n'est qu'apparente;

7° Qu'il est certains cas où l'emploi de la bioscopie électrique peut rendre des services à l'autorité judiciaire et à la santé publique.

Je me plais donc à espérer que l'autorité supérieure voudra bientôt faire étudier, d'une manière sérieuse, l'importante mesure que j'ai l'honneur de lui soumettre, et qu'elle se décidera ensuite à prendre les résolutions suivantes ou autres analogues :

I. *L'épreuve galvanique ou Electro-bioscopie sera recommandée à MM. les médecins-vérificateurs des décès, pour les cas douteux qui pourraient se rencontrer, et pour ceux où l'inhumation leur paraîtra devoir être accélérée.*

II. *Les Sociétés de sauvetage sont invitées à la faire mettre en pratique.*

III. *Cette épreuve sera désormais appliquée immédiatement chez tous les noyés et les asphyxiés, etc., à moins qu'ils n'offrent déjà des signes évidents de décomposition ou de putréfaction.*

IV. *Les médecins préposés aux boîtes de secours publics, de même que ceux habituellement requis par MM. les Commissaires de police, dans les cas de mort subite ou violente ou d'asphyxie, recevront aussi des instructions à cet effet.*

L'IMPRESSION DE CE MÉMOIRE ÉTAIT PRESQUE TERMINÉE, LORSQUE J'AI REÇU UNE LETTRE DE M. LE PRÉFET, DONT VOICI UN EXTRAIT :

PRÉFECTURE DE POLICE *Paris, le* 13 *juin* 1866.

2me DIVISION

4e BUREAU

Monsieur,

J'ai soumis à l'examen du Conseil d'hygiène publique et de salubrité du Département de la Seine, le nouveau travail que vous m'avez fait l'honneur de m'adresser, et qui a pour titre : *De l'Épreuve galvanique*, etc., (1).

. . . .

Le Conseil (dans sa séance du 4 mai dernier) reconnaît que, dans les cas de décès douteux, et placé entre les mains de médecins habitués à en faire usage, votre appareil peut être utilement employé.

Je vous remercie, Monsieur, avec le Conseil de salubrité, de votre nouvelle communication, et je vous félicite des efforts que vous avez faits pour apporter à cet appareil des perfectionnements qui ont eu pour résultat d'en rendre

(1) Le travail dont parle ici M. le Préfet, avait été adressé au Conseil de salubrité, le 19 mars 1863. En l'imprimant aujourd'hui, je lui ai nécessairement fait subir d'utiles et importantes modifications suggérées par une expérience de 39 mois de plus. C'est ainsi que j'ai pu ajouter la deuxième et la troisième proposition, pages 23 et 26, la séance du Sénat, page 29, etc.

l'emploi plus facile, en même temps qu'il peut acquérir beaucoup plus d'énergie.

Agréez, Monsieur, l'assurance de ma considération très-distinguée.

Le Préfet de police,
signé : J.-M. PIETRI.

OBSERVATIONS

PRISES CHEZ L'HOMME, AUSSITOT LA MORT, POUR ÉTUDIER LA DURÉE DE LA CONTRACTILITÉ ÉLECTRO-MUSCULAIRE.

Parmi un grand nombre d'observations, dont les détails figurent dans le mémoire que j'ai adressé à l'Académie des Sciences, je me contenterai de citer les suivantes :

			Durée de la contractilité électro-musculaire après la mort.
1854,	28 avril,	Mme Roucheux, 38 ans, rue Mouffetard, 132, *choléra.*	30 m:
		Mlle Kins... 14 ans, r. des Patriarches, 3, *asphyxie par le charbon.*	1 h. 15 m.
1862,	3 septe.	Mme Ve Pen... 59 ans, r. des Postes, 47, *syncope, mort subite.*	1 h. 55 m.
	1 octob.,	M. Marg.... 31 ans, r. Mouffetard, 77, *apoplexie cérébrale, mort subite.*	1 h. 30 m.

1863,	27 février,	M. Dup.... 2 ans et demi, boulevart d'Italie, 75, *submersion.*	1 h. 55 m.
	28 février,	Mme Rol...., 29 ans, r. des Feuillantines, 90, *fièvre typhoïde.*	1 h. 40 m.
	10 mars,	Louise Boud...., 38 ans, r. des Lyonnais, 22, *asphyxie par le charbon.*	1 h. 40 m.
	id.	Charles Boud..., 26 mois, *id id*	1 h. 40 m.
	id	Jules Boud..., 3 mois, *id id*	1 h. 40 m.
	1er juin,	Mme Ve Guer..., 42 ans, rue des Patriarches, 3, *maladie du cœur, embolie, mort subite.*	1 h. 30 m.
	26 juil.	Mme Ve Fleur... 65 ans, rue St-Jacques, 193, *maladie du cœur et cholérine.*	1 h.
	29 nov.	M. Plot, 57 ans, r. des Bourguignons, 6, *apoplexie cérébrale, mort subite.*	1 h. 50 m.
1866,	16 juin,	M. Beau.. 54 ans, rue des Bourguignons, 24, *congestion pulmonaire, mort subite.*	1 h. 58 m.

Nota. La 3e observation a été recueillie en présence de M. le docteur E. Séguin.

Les 4e, 7e, 8e, 9e, de M. le docteur Ratier.

La 12e, de M. le docteur Duteil, et des élèves en médecine, MM. Rabenowicz, Balland et Foing.

OBSERVATIONS

PRISES AUSSITOT LA MORT, POUR ÉTUDIER LA DURÉE DE LA CONTRACTILITÉ ÉLECTRO-MUSCULAIRE, CHEZ QUELQUES-UNS DES ANIMAUX LES PLUS CONNUS.

Bœuf dépouillé (*abattoirs de Paris*),	7 à 12 heures.
Veau de 4 mois, *id.*, *id.*,	4 à 5 h.
Mouton, *id.*, *id.*,	4 à 6 h.
Lapin,	2 h. 30 m.
Poulet de 6 mois,	1 à 2 h.
Moineaux jeunes,	1 h. 35 m.
Souris,	45 m.
Anguilles d'eau douce de 0,55 cent. sur 9 cent. de circonférence, prises à la halle,	3 h.
Poissons de Seine, (ablettes) pris à la halle,	0, 45 m
Grenouilles *prises à la halle*,	7 à 12 h.
Grenouilles *sortant de la rivière*,	2 à 6 jours
Les mêmes, entourées d'un linge imbibé d'huile,	31 h.
id de chloroforme,	1 h. 20 m.
id d'alcool.	1 h. 20 m.
id de vinaigre.	1 h. 15 m.
id de vin.	6 h.

J'ai expérimenté ainsi avec différentes autres substances. J'espère pouvoir en déduire plus tard quelques conclusions physiologiques et thérapeutiques.

TABLE DES MATIÈRES

Paris. Imp. Moquet. rue des Fossés-Saint-Jacques, 11.

www.ingramcontent.com/pod-product-compliance
Ingram Content Group UK Ltd.
Pitfield, Milton Keynes, MK11 3LW, UK
UKHW020450180726
13839UKWH00004B/1742

9 782329 436210